AF383816

BIENFAITS

DE

L'ÉLECTROTHÉRAPIE

PAR LE

Dʳ CATERNAULT

EX-PROSECTEUR A L'ÉCOLE PRÉPARATOIRE D'ANGERS
EX-INTERNE DES HOPITAUX DE LA MÊME VILLE
EX-SECRÉTAIRE ET ASSISTANT DE M. BERTÉ DE STRASBOURG (1862-1870)
MEMBRE DE L'INSTITUT DOSIMÉTRIQUE DE PARIS,
DE LA SOCIÉTÉ DE MÉDECINE ET DE CHIRURGIE D'ANGERS, ETC., ETC.

ÉLECTRICITÉ MÉDICALE A ARCACHON

Prix : 75 centimes

CHARTRES

IMPRIMERIE DURAND

RUE FULBERT

1892

BIENFAITS

DE

L'ÉLECTROTHÉRAPIE

PAR LE

Dr CATERNAULT

EX-PROSECTEUR A L'ÉCOLE PRÉPARATOIRE D'ANGERS

EX-INTERNE DES HOPITAUX DE LA MÊME VILLE

EX-SECRÉTAIRE ET ASSISTANT DE KŒBERLÉ DE STRASBOURG (1862-1870)

MEMBRE DE L'INSTITUT DOSIMÉTRIQUE DE PARIS,

DE LA SOCIÉTÉ DE MÉDECINE ET DE CHIRURGIE D'ANGERS, ETC., ETC.

ÉLECTRICITÉ MÉDICALE A ARCACHON

Prix : 75 centimes

CHARTRES

IMPRIMERIE DURAND

RUE FULBERT

1892

CABINET D'ÉLECTRICITÉ MÉDICALE

A ARCACHON

OUVERT

Pour le public : de 1 heure à 5 heures du soir

Pour les pauvres (gratuit) : de 8 h. $\frac{1}{2}$ à 11 h. $\frac{1}{2}$ matin

Dimanches, Fêtes, Jeudis exceptés

TABLE DES MATIÈRES

INTRODUCTION

L'électricité médicale, méthodique, née il y a 40 ans à peine, rend déjà d'immenses et innombrables services. Son action s'applique au système nerveux, point de départ de toutes les maladies : névralgies, douleurs, enfants délicats, faiblesse sénile, système nerveux, strume, lymphatisme, ganglions, paralysies, parésies, tumeurs... etc., etc., retirent bénéfice de sa bienfaisante action.

Elle n'est pas moins efficace en chirurgie : destruction des tumeurs en général, abcès superficiels et profonds, kystes de la peau, des muscles, de l'ovaire, lipomes, tubercules, végétations tuberculeuses, tumeurs adénoïdes, vaginisme, douleurs des époques, fibromes, tumeurs utérines, goîtres, paralysies des muscles, migraines, tics, entorses, torticolis, excroissances, loupes, etc., etc., sont justiciables de sa puissance.

L'électricité médicale, méthodiquement conduite, maniée avec expérience, exerce donc sur l'économie, c'est-à-dire sur le système nerveux, l'influence la plus vraie et la plus salutaire.

Depuis bientôt 18 ans que je m'en occupe, je n'ai pas vu un seul accident et j'ai enregistré nombre de succès. Les cas les plus désespérés (voir les *Observations*) ont souvent surpris le plus agréablement mon attente.

Je me rappelle la femme d'un cantonier de Montlouis (Indre-et-Loire), âgée de 35 ans, qui depuis 10 ans était absolument paralysée, suite de couches : incapable de se servir ni de ses bras ni de ses jambes. Il fallait la faire manger, l'habiller comme un enfant. Après vingt séances d'électrisation, elle pouvait venir, de sa petite charrette, dans mon cabinet avec un aide et tenir dans sa main une cuillère et une fourchette. N'est-ce pas là un beau résultat ?

Je pourrais citer ici une foule de faits, mais je renvoie aux *Observations*.

L'électricité, aujourd'hui, s'impose en médecine comme en industrie ; l'exposition de Paris, en 1881, a tourné vers cette intéressante découverte les yeux des savants, comme les yeux des médecins ; et aujourd'hui on doit assurément beaucoup attendre d'un agent physique aussi puissant dans ses manifestations.

La lumière, la chaleur, le mouvement, le travail chimique, *la santé,* sont aujourd'hui obtenus couramment à l'aide de l'électricité.

Pour appliquer l'électricité avec succès à l'art de guérir, il faut connaître exactement les propriétés de ce médicament, son énergie, la variété de ses effets.

Malheureusement, jusqu'à ces derniers temps, l'électricité a été mal connue des médecins, ce qui l'a fait ranger parmi les agents actifs, à coup sûr, mais mystérieux, dont l'emploi ne peut, en raison du vague de leurs indications, se faire qu'au hasard et suivant les circonstances. Cela explique facilement les théories étranges, qui, venues d'Allemagne, figurent encore dans la plupart des livres qui traitent d'électrothérapie, mais que l'on doit bannir, si l'on veut faire de la pratique sûre en la basant sur l'expérience.

Les progrès réalisés, depuis quelques années, en physique, permettent d'étudier et de manier l'électricité avec autant de certitude que l'on peut faire avec tout autre médicament ; il existe des balances spéciales, galvanomètres ; l'électricité se pèse comme tout autre médicament. Pour cela, il faut franchement entrer dans la voie expérimentale et reléguer parmi les choses du passé toute théorie, toute expérience qui ne peut s'expliquer par la méthode véritablement positive.

L'électricité n'est pas, comme on l'a cru longtemps, un fluide particulier, ayant une existence personnelle et indépendante des divers agents physiques ; ce n'est qu'une manifestation de l'énergie. Comme l'a démontré le principe de « *conservation de l'énergie ou de corrélation des forces* », l'électricité se transforme en chaleur, lumière ou mouvement.

Autrefois les physiciens admettaient que tout corps à l'état de repos électrique possédait « *un fluide neutre* » formé de deux fluides différents, qui tendaient à se recombiner, pour régénérer le fluide neutre. Les phénomènes électriques étaient justement expliqués.

Mais pourquoi m'étendre et perdre mon temps en discussions oiseuses. Des faits sont mille fois plus éloquents que les théories les plus savantes ; aussi j'ai hâte d'y arriver et de demander indulgence et bonne volonté à ceux qui voudront bien en prendre connaissance.

En fait de doctrines et de raisonnements,

> *Rien n'est brutal comme un fait,*

c'est pour cela qu'Horace a dit :

> *Ars tota in* Observationibus.

OBSERVATIONS

N° I. — Cas de migraine datant de 8 ans. — Le docteur Nollet m'envoie une de ses clientes, Mme A., âgée de 45 ans, qui souffre depuis huit ans de migraines atroces.

Au début, les accès furent d'abord périodiques au moment des règles ; depuis un an ils sont presque quotidiens. Les douleurs occupent surtout les régions frontales et orbitaires gauches, mais elles s'irradient souvent dans la région temporale et envahissent le côté droit. Cet état douloureux (coups de marteau) s'accompagne de vomissements et d'étourdissements qui obligent la malade à s'aliter.

Les traitements les plus variés ont été tentés, aucun n'a réussi.

Traitement par électricité, commencé le 25 août 1887.

Le jour de la 1re séance, Mme A. n'éprouva qu'une légère douleur de tête. Séances tous les jours. 30 août : amélioration.

8 septembre. L'amélioration se maintient : simple lourdeur de tête, sans crises ni vomissements (7e séance).

13 septembre. Douleur de tête disparue et la malade se trouve tout à fait bien.

Cet état se maintient jusqu'au 13 octobre. Dans la nuit, crise de migraine avec nausées et vomissement. Nouvelle application d'électricité. Immédiatement la malade déclare ne plus rien éprouver.

25 octobre. Crise accompagnée de vomissements assez violents. Cette crise a été la dernière et n'a duré que deux heures au lieu de 21.

Mme A. a repris toutes ses habitudes et se trouve en très bonne santé. (Dr Léon Labbé).

N° II. — Maladie de Bassedow (grosse gorge). —

Mme D., 31 ans. Début de l'affection, 1878. Exophtalmie, tremblement, faiblesse générale, insomnie, transpiration. Au commencement de juin 1888, les yeux sont extrêmement proéminents, la région thyroïdienne est très volumineuse, pouls à 120-130°, palpitations fréquentes.

En juin et juillet, quelques faradisations abdominales, simultanément, galvanisation du cou. Intensité de 6 à 11 milliampères. Séances, deux fois la semaine. Amélioration lente, mais progressive.

Septembre. Yeux considérablement diminués de volume, presque normaux. Paupières seules un peu tuméfiées, il ne reste plus que quelques minimes traces du goître. La malade déclare qu'elle est parfaitement bien et se considère guérie. (Dr Danion).

N° III. — Paralysie faciale a Frigore. — Mme G. Paralysie faciale gauche complète, inférieure et supérieure, invasion subite datant de huit ans. En 1888, traitée à la Salpétrière, sans résultat ; traitement électrique, galvanique, le 20 août, courant de 4 à 6 m.a.

Les douleurs, disparues à la 3e séance, n'ont jamais reparu depuis cette époque.

N° IV. — Incontinence d'urine. — R., 27 ans, tempérament lymphatique, constitution mauvaise ; il y a huit ans, encourt une punition qui, pendant neuf heures, l'empêche de satisfaire le besoin d'uriner. A partir de ce jour l'incontinence d'urine persiste. Toutes les huit ou dix minutes, l'urine s'échappe en petite quantité, sans que cette émission soit l'origine d'une sensation. Un médecin prescrit la belladone sans succès, un autre la noix vomique, toujours sans succès.

On juge l'état de désespoir de ce jeune homme qui, malgré toute son attention, voyait toutes les dix minutes l'urine couler sans en être informé autrement que par la sensation de chaleur et d'humidité au contact de son linge mouillé.

Le 7 avril 1880, l'examen des organes génito-urinaires ne

laissait reconnaître rien d'anormal. On commence le traitement par l'électricité localisée, procédé du Dr Guyon.

Pendant les cinq premiers jours, aucune amélioration. Le 13 avril, sixième jour du traitement, il dit éprouver, dans toute l'étendue du canal de l'urèthre, notamment dans la partie profonde, comme une sensation de chatouillement au moment du passage de l'urine. On continue chaque jour une séance d'électrisation. Au bout de huit jours, le malade peut retenir ses urines pendant quelques minutes ; mais elles n'en continuent pas moins à fluer sans qu'il s'en aperçoive. Les choses marchent ainsi dix à onze jours ; au commencement du mois de mai, les intervalles entre chaque miction sont déjà d'une demi-heure.

Le col de la vessie ayant retrouvé sa sensibilité, il est recommandé au malade de faire effort pour expulser le liquide. Les séances d'électricité sont continuées régulièrement chaque jour. La miction s'opère très bien, à des intervalles de 25 à 35 minutes ; mais si le sujet cherche à éloigner plus longtemps, l'urine s'échappe à son insu. L'amélioration était déjà notable.

Le traitement est continué régulièrement jusqu'au 25 juillet, époque à laquelle le Dr Setier est obligé de s'absenter pendant deux mois. Pendant ces deux mois, état stationnaire.

Le traitement est repris le 21 septembre et continué sans interruption jusqu'au 30 octobre.

A cette époque, R... peut conserver ses urines pendant deux heures, il les sent très bien s'échapper. Pendant la nuit, il ne se lève qu'une fois pour uriner. La situation est restée telle (*Courrier médical*).

N° V. — **Incontinence d'urine chez jeune fille.** — Mlle A. B., âgée de 15 ans et demi, est atteinte, depuis son enfance, d'incontinence d'urine nocturne, jamais diurne. Un grand nombre de traitements empiriques ou scientifiques ont été essayés sans résultat. A l'examen, on ne découvre aucune cause de cette incontinence, qui peut être qualifiée d'essentielle.

Les règles sont apparues pour la première fois en juillet

1887, sans malaise marqué. On avait fait espérer à la famille que l'incontinence cesserait à leur établissement, il n'en fut rien. Après une interruption de quatre mois, elles revinrent en novembre, mais elles ont manqué de nouveau en décembre et en janvier.

On propose l'électrisation de l'urèthre. Mais, outre que cette proposition sembla effrayer la pudeur de la jeune fille, ce traitement n'était pas d'une application facile, la malade et sa famille n'habitant pas Paris. On prescrit la belladone, comme le faisaient Bretonneau, Trousseau et Blache. Mais rien, au bout de quatre mois ; le 5 mai, je revois M\ufefflle B... qui n'a pas interrompu son traitement un seul jour. Première séance d'électricité faradique, le 7 décembre ; durée à peine 3 minutes, et très faible intensité ; on continue les 9, 11, 13 et 15 décembre. La jeune fille urine au lit pour la première fois depuis le commencement du traitement faradique. Apparition des règles, elles durent 5 jours, pas d'autres mictions inconscientes.

Electrisation reprise les 22, 24, 26, 28 et 31 décembre et le 4 janvier, pas d'incontinence pendant toute la période. La jeune fille n'a plus uriné la nuit. (Dr R. Jamin).

N° VI. — Synovite rhumatismale du genou droit.

— M. P... Tout mouvement provoque de la douleur. Telle est la situation après deux mois de traitement. 22 juillet 1885, Electroïde environ 3^{cc} carrés ; courant 5 m. a. à travers le genou, tous les jours.

31 juillet, disparition de la rougeur et du gonflement, même traitement.

6 août, le malade peut marcher sans douleur.

30 août, tous les symptômes ont disparu, le malade fait son service d'officier d'ordonnance pendant quatre heures par jour, montant et descendant souvent l'escalier (id.).

N° VII. — Constipation.

— Etudiant de 22 ans, souffrant d'une épilepsie peu intense, et en outre d'une constipation si forte, que depuis plusieurs années il n'allait à la selle qu'en employant des purgatifs variés, énergiques. Par le fait d'une faradisation régulière de l'intestin pendant plusieurs semaines, les garde-robes furent si parfaitement réglées que ce bon état subsista plusieurs années, sans qu'il fût obligé d'user de purgatifs, et tout au plus accidentellement de lavements. (Erb).

N° VIII. — **Constipation habituelle.** — Anglaise, 18 ans, jamais malade auparavant, a depuis quatre ans des menstrues régulières, mais depuis le même temps elle souffre d'une *constipation* si opiniâtre qu'elle n'a pu aller une seule fois à la garde-robe sans avoir pris préalablement un purgatif. Inappétence, humeur maussade et très variable. On faradisa modérément et transversalement, l'abdomen pendant dix minutes. A partir de la dix-neuvième séance, les selles devinrent spontanées à des intervalles de deux à trois jours. Au bout de vingt-huit séances, elles se produisirent régulièrement tous les jours. (Th. Stein).

N° IX. — **Bubon monoganglionnaire de l'aine droite, de la grosseur d'un œuf de poule.** — 6 août. Anode sur la glande, courant de 2 m. a., pendant 5 minutes tous les jours.

9 août. Le bubon est un peu rouge et plus sensible comme s'il allait suppurer, il est un peu diminué de volume. Le traitement continue.

12 août. Signes de suppuration, le gonflement a diminué de moitié, suspension de l'électricité. Onguent mercuriel.

17 août. La rougeur, la sensibilité et le gonflement ont diminué.

20 août. Toute trace de suppuration a disparu. Bubon très diminué.

31 août. La glande a repris sa grosseur normale (C. H. Hall).

N° X. — **Yeux. Tache de 3 millimètres sur 6 de large, pupille droite.** — Ce mal dure depuis deux ans. Le traitement a commencé le 11 février 1888, par un courant galvanique de 2 m. a. pendant 10 minutes. Une semaine après, la tache est devenue nébuleuse ; au bout de deux mois l'opacité de la cornée de l'œil droit ne se voyait plus que par une lumière directe et avec un examen attentif, et celle de l'œil gauche, en illuminant obliquement. Le malade se considère comme guéri. (Danion.)

N° XI. — Leucome et cornée conique des deux yeux. — Les cornées autour du leucome sont entièrement obscurcies.

Traitement : 4 mars, 2 m. a. pendant 2 minutes.

Cathode sur les paupières fermées.

10 mars. La cornée s'éclaircit, le malade vient seul.

12 mars. La cornée est claire, excepté près du leucome, qui diminue ainsi que l'aspect conique.

1er mai. L'aspect conique a disparu.

1er juin. Les opacités sont très minces et réduites à une très petite fraction de leur grandeur première.

On pourrait joindre aux deux observations précédentes un cas de cataracte et un autre de surdité due à un catarrhe de l'oreille moyenne, qui ont été traités par l'électricité avec un bon résultat. (Danion.)

MALADIES DES FEMMES.

I.

OBSERVATIONS TIRÉES DE LA PRATIQUE DU D' TRIPIER (PARIS).

Nº XII.—Antéversion.—Mme C. K., 39 ans, d'une constitution exceptionnellement belle, n'ayant jamais eu de grossesse, vient me consulter pour un peu de leucorrhée qu'elle se voit depuis un mois.

4 octobre 1862. Antéversion marquée, abaissement, catarrhe cervical peu abondant.

Du 4 au 10, quatre séances de faradisation recto-utérine. La leucorrhée cesse d'être appréciable ; sa santé est parfaite. Depuis, Madame C. a eu trois grossesses heureuses.

Le toucher, pratiqué en août 1870, a démontré l'antéversion complètement corrigée.

Nº XIII. — Rétroversion considérable. — Marie C., 26 ans, cuisinière, accouchée le 16 août 1861, entre en décembre à l'hôpital Beaujon pour des douleurs du bas ventre qui l'empêchaient de marcher et qui se compliquent de vomissements continuels. Céphalalgie frontale, menstruation régulière, d'abondance moyenne, mais très douloureuses.

Le 25 décembre 1861, je constate un abaissement de l'utérus ; le museau de tanche en arrière à 1 centimètre à peine de la vulve, engorgement considérable du corps et du col ; rétroversion très prononcée, rien dans les tissus periutérins, qu'une sensibilité vive au toucher en arrière du col. Quand la malade est couchée la rétroversion est telle que l'axe de l'utérus est devenu horizontal.

Du 6 au 8 janvier, séances de faradisation vésico-utérines. Règles le 9, durant 3 jours.

Du 22 janvier au 10 février, 9 séances. Règles le 11.

17 février, nouvel examen : la rétroversion est décidément

moindre, l'abaissement n'est pas modifié ; l'utérus est moins pesant, le col encore gros.

Du 17 février au 19 mars, treize séances vésico-utérines.

Règles du 9 au 24, sans douleurs.

Examen le 28. Le toucher est pratiqué debout et couché. La rétroversion ne consiste plus qu'en un faible degré. Le vagin et la vulve sont toujours très sensibles. Le col ulcéré est cautérisé au fer rouge.

29 mars. Sortie de Marie C. La rétroversion existe à peine.

No XIV. — **Rétroflexion type.** — J. L., 19 ans, blanchisseuse, entre à l'hôpital de la Pitié, le 22 mars 1862, se plaignant de douleurs abdominales qui depuis trois semaines l'empêchent de marcher. M. Millard qui, dans ce moment, faisait l'intérim de M. Sée, constate une rétroflexion.

L'utérus abaissé est engorgé, il présente une rétroflexion à angle aigu, la plus nette et la plus facile à constater que j'aie encore rencontrée.

La malade a toujours été réglée abondamment ; mais régulièrement, elle perd pendant 8 jours. Elle avait déjà souffert l'année dernière de douleurs semblables, mais moins fortes. J. L. se plaint enfin de douleurs lombaires et de crampes d'estomac ; la dernière menstruation remonte au 1er février.

Du 24 au 26, faradisation vésico-utérine. Le courant induit est moins douloureux que l'extra-courant, cependant j'emploie ce dernier, en en diminuant suffisamment l'énergie.

19 avril. Hémorrhagie : des caillots sont rendus en assez grand nombre.

23 avril, examen au spéculum. Le col est granuleux dans tout son pourtour.

25 avril. Ménorrhagie moins abondante. Faradisation utérine de deux minutes seulement.

26 avril, 2, 5 et 7 mai, faradisation vésico-utérine ; avant la séance du 7 mai, le toucher montre l'utérus élevé. La rétroflexion a complètement disparu ; sort complètement guérie le 12 mai.

Nº XV. — Fibrome pédiculé. — B. L. de Casteldidone, 37 ans, profondément anémiée par les métrorrhagies répétées, ces métrorrhagies provenant de deux corps fibreux du parenchyme du corps utérin : l'un du volume d'une noisette, l'autre du volume d'une châtaigne. On les traita en deux séances, le 26 juin et le 7 août 1876. La malade fut promptement guérie. Courant de médiocre intensité ; aiguilles enfoncées toutes les deux et successivement dans chacune des tumeurs. Séances d'une demi-heure chaque fois. Guérison.

Nº XVI. — Fibrome non pédiculé. — Quarante-trois ans. Devenue anémique, par suite de pertes répétées. L'examen fait constater la présence d'une tumeur dure, lisse, sessile, enfoncée dans le parenchyme du corps utérin et au-dessus d'une autre tumeur semblable, plus volumineuse, de couleur blanc jaunâtre, occupant la partie la plus élevée de la cavité du col.

Ces tumeurs furent traitées par la galvano-caustique chimique, en y enfonçant deux aiguilles et faisant agir sur elles le courant d'une petite pile de Grenet de huit couples. Il se forma des escharres bien marquées, qui se détachèrent en huit jours. Deux jours après, il ne restait de la tumeur inférieure qu'un petit noyau du volume d'un grain de seigle ; de l'autre tumeur il ne restait aucune trace. En poussant l'exploration plus haut, on trouvait une troisième tumeur, sessile, aussi du volume d'une châtaigne. J'opérai encore avec la galvano-caustique chimique sur cette tumeur et sur le résidu de la première. Deux mois après cette seconde opération, je ne trouvai plus trace de la troisième tumeur. Il restait encore un petit noyau de la première. Une troisième application fut faite sur ce débris et fut suivie d'une réaction locale sensible. Trois mois après, on ne trouvait plus aucune tumeur ; la menstruation était régularisée ; l'état général excellent. Guérison.

Nº XVII. — Aménorrhée, incontinence d'urines. — Une fille robuste, de 20 ans, me consulte pour une incontinence nocturne d'urine ayant débuté à une époque qu'elle ne peut préciser, mais qui est postérieure à sa venue à Paris, il y a 5 mois. Faradisation sacro-pubienne, les 15 et 17 avril 1861.

Les règles arrivent le 19. Dès après la deuxième séance l'incontinence d'urine avait cessé. Elle ne s'était pas reproduite quinze mois après. La menstruation avait repris son cours régulier.

Deux ans après, la malade continuait à aller bien, les accidents n'avaient pas reparu.

N° XVIII. — Ménopause, étouffements. — Mme F. X., 49 ans, a eu deux enfants. Depuis deux ans elle ne voit plus. De temps en temps survient une dyspnée combattue jusqu'ici par une saignée générale. Quatre saignées ont été faites depuis deux ans.

Lorsqu'on m'appela, me demandant une saignée, que je refusai, il y avait, depuis 24 heures, une dyspnée extrême avec privation absolue de sommeil. La malade ne pouvait, malgré ses oreillers, rester au lit. Elle se promenait à chaque instant dans sa chambre, soutenue par deux personnes. Antéversion, faradisation recto-utérine. Soulagement immédiat, suivi, au bout d'une heure environ, de la cessation complète des accidents. Nouvelle séance le surlendemain, les accidents n'ont pas reparu.

N° XIX. — Métrorrhagies, Epistaxis, Hémoptysies. — Mme L. C., 20 ans, nullipare, est sujette à des ménorrhagies abondantes. Palpitations depuis plusieurs années, devenues de plus en plus fréquentes. Depuis un mois, syncopes tous les jours, quelquefois plusieurs dans un jour.

Depuis le même temps, épistaxis nombreuses et plusieurs hémoptysies. Anémie très prononcée. Pas d'anomalies dans les bruits du cœur, quand la malade est calme, qu'un peu de souffle au 1er temps. Gastralgie.

La quantité excessive des règles et leur presque continuité me conduisent à faradiser l'utérus. Antéversion avec antéflexion légère. Col sain, petit, fermé. Leucorrhée abondante.

9 juillet 1861, faradisation lombo-pubienne.

21 et 22 juillet, faradisation recto-pubienne. Les palpitations ont un peu diminué ; il n'y a eu depuis le début du traitement ni épistaxis, ni hémoptysies.

24 juillet, faradisation suspubienne.

28 juillet, règles abondantes, quelques coliques utérines.

14 août, pas de palpitations depuis 10 jours. Faradisation recto-pubienne.

23 août, règles un peu abondantes, un peu douloureuses, arrêtées au bout de deux jours par une injection d'eau froide, sans qu'il en résulte d'accident.

9 septembre, faradisation recto-suspubienne.

17 septembre, règles douloureuses, d'abondance moyenne.

30 septembre et 6 octobre, faradisation recto-utérine. Cessation du traitement, l'état de Mme C... est satisfaisant. Couche heureuse et facile en 1866.

J'ai souvent, depuis, revu Mme C..., dont la santé actuelle ne laisse rien à désirer.

II

TUMEURS FIBREUSES. — CLINIQUE DU Dr DANION (PARIS)

La méthode du Dr Léon Danion exclut complètement la galvanocaustique chimique et se base exclusivement sur le principe *électro-dynamique*, même dans les cas où il a cru le plus longtemps à son utilité ; dans les cas où les fibromes utérins sont compliqués d'endométrite ou altérations plus ou moins profondes de la muqueuse. La guérison est due uniquement au pouvoir *dynamique* du courant.

La méthode comprend deux procédés :

(*a*) Applications intra-cervicales ;

(*b*) Applications vaginales.

Les premiers résultats ont été obtenus à l'hôpital Saint-Louis, dans le service de M. Lucas Championnière. Ils ont été publiés. Il y en a dans le nombre qui se rapportent à des malades qui avaient été alitées et dont l'état était très grave.

Ces résultats ont été confirmés par les Drs Gieseler et Miette, dans deux thèses excellentes, ayant pour base un *mini-*

HUIT PLANCHES

HUIT CAS TRAITÉS AVEC SUCCÈS

PAR

Dr CATERNAULT

Observations pages 23 et suivantes.

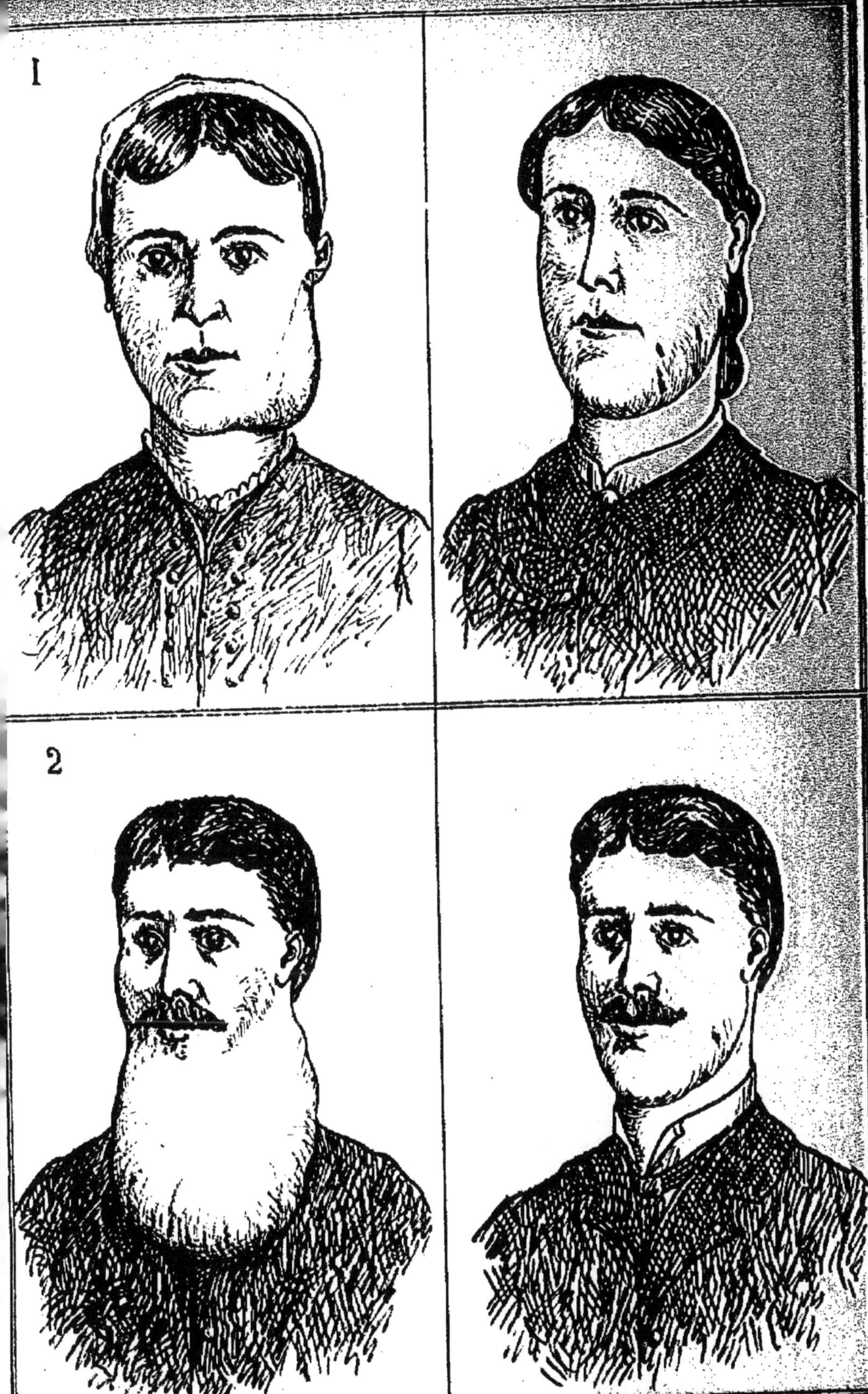

I
2

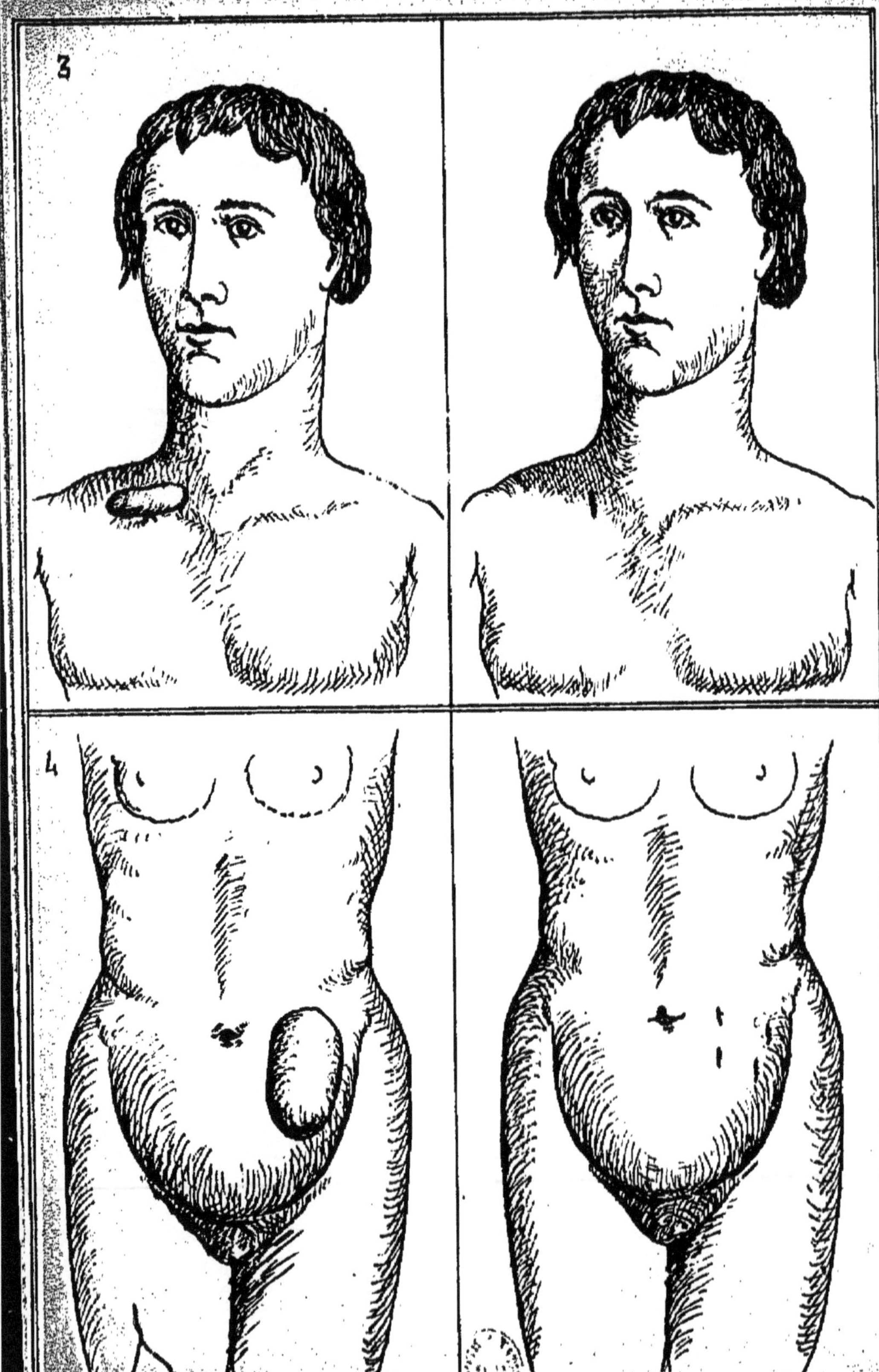

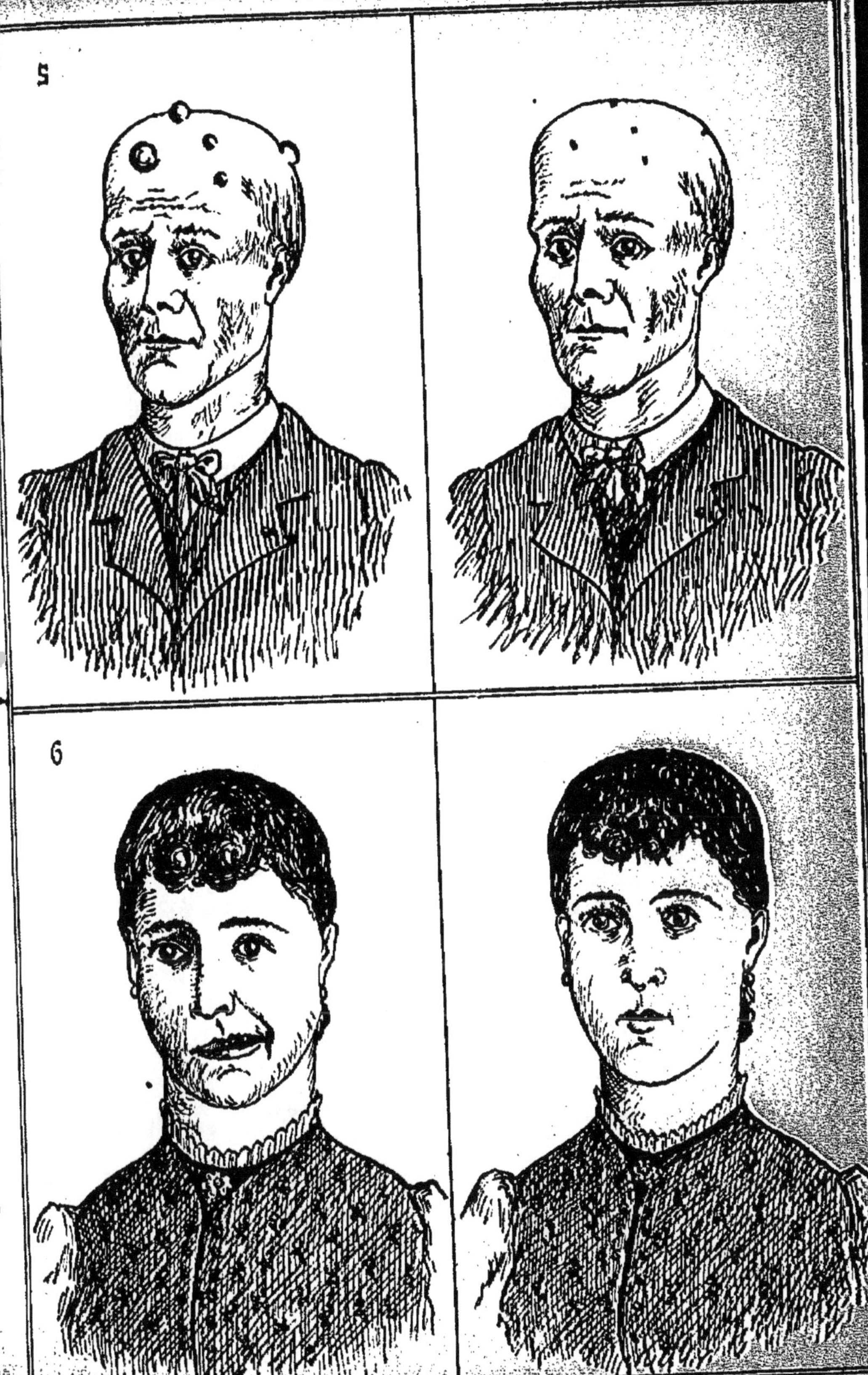

5
6

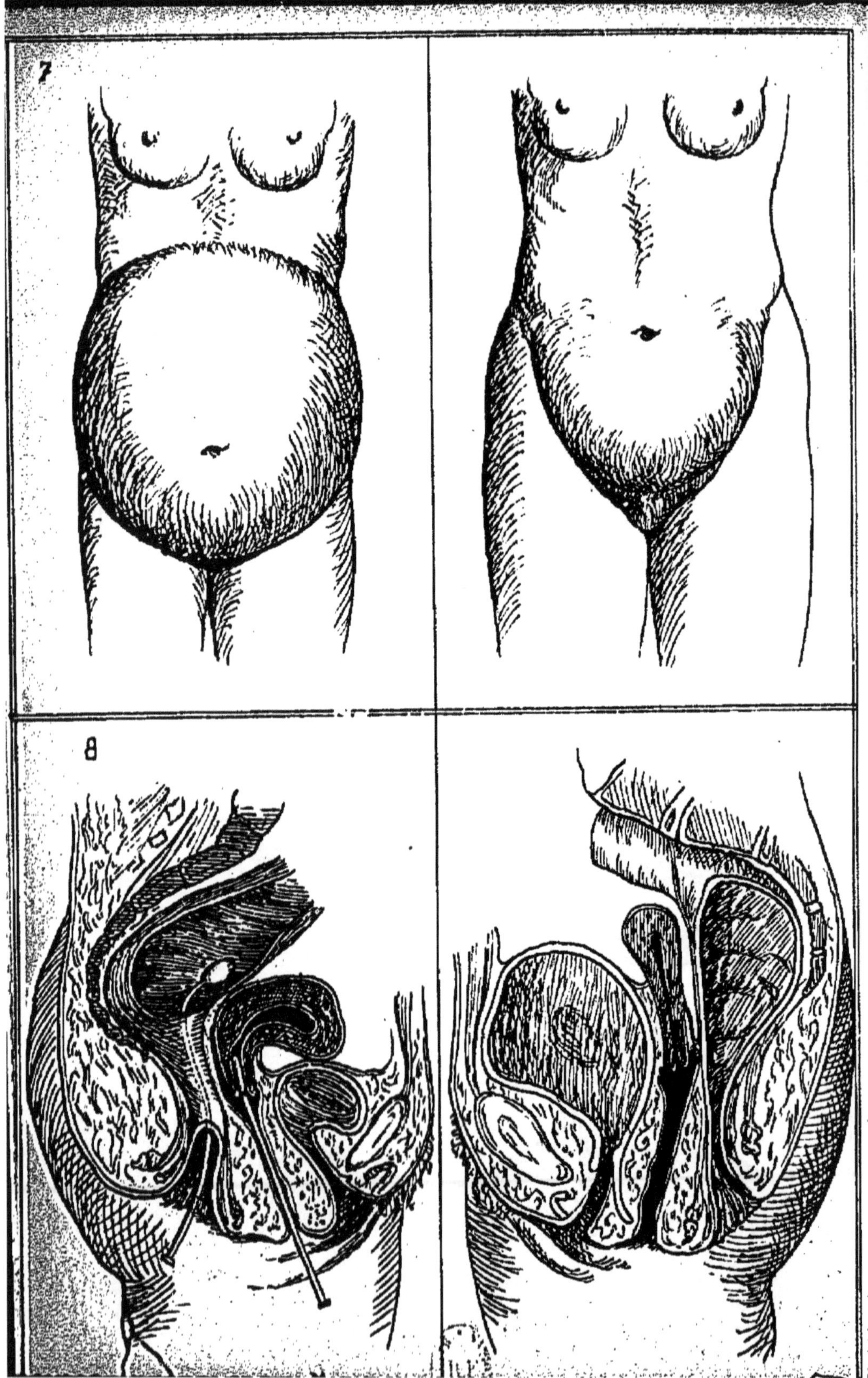

mum de 150 observations recueillies par le D* Danion. En voici quelques-unes.

III.

OBSERVATIONS DU D* DANION

N° I. — M** Co..., 34 ans. Début, 3 ans, douleur du ventre, pertes. Depuis deux mois, douleurs de reins, pas de sommeil, douleurs très vives pour aller à la garde-robe. A chaque défécation, la matrice descend et le col fait saillie à la vulve ; règles supprimées depuis deux mois, travail impossible, ne peut s'asseoir depuis longtemps que sur une fesse.

Diagnostic. Tumeur fibreuse de petit volume, de la paroi antérieure, compliquant une grossesse très probable.

Séances : 30 octobre 1880, 3 minutes. 2 novembre, sommeil, garde-robe sans issue du col ; 4 novembre travail, pénible et fatigant, la matrice est sortie une seule fois ; 9 novembre, douleurs légères, peut s'asseoir sans difficulté ; 13 novembre, plus de chute de matrice. 16, 20, 25 novembre, se trouve en état excellent, peut aller à ses affaires, n'a plus besoin de lavements ni d'aucun médicament. La matrice semble augmentée de volume.

Total des séances : huit.

Le diagnostic grossesse a été confirmé, la malade a accouché le 16 mai 1890, d'une fille bien portante.

Elle est restée guérie, depuis, de ses symptômes fibromateux, d'où il ressort *ce fait très important* que non seulement ma méthode ne cause aucun préjudice au point de vue de la grossesse, mais qu'elle guérit les complications que peut occasionner la présence d'un fibrome, tout en guérissant pour l'avenir les accidents mêmes provoqués par ce fibrome, alors que les méthodes intra-utérines en applications simplement galvano-chimiques provoquent fatalement l'avortement.

N° II. — **Consultation du 10 juillet 1889.** — M** Bou, 45 ans. Début ancien, plusieurs années ; douleurs perpétuelles en marchant. Pertes sanguinolentes entre les règles.

Actuellement douleurs violentes par la fatigue ; perte d'appétit et de sommeil ; cul-de-sac effacé, toucher douloureux, matrice immobile.

Diagnostic : tumeur fibreuse très volumineuse, développée principalement aux dépens des segments postérieurs et supérieurs, remplissant tout le petit bassin, s'élevant à deux travers de doigt au-dessus de l'ombilic, très dure.

Séances, 10 et 16 juillet, a eu ses règles en avance plus abondantes, n'a plus de douleurs de ventre, a pu marcher sans douleurs. 20 au 30 juillet, état excellent, bon appétit, bon sommeil.

Jusqu'au 28 octobre, cinq séances. A cette époque, état meilleur ; la malade se considère comme guérie.

N° III. — Consultation du 21 mai 1889. Mme Cez...., 43 ans, début 6 ans. Douleurs du ventre et des reins, peut travailler et marcher, mais peu de temps ; ressent de vives douleurs. Appétit et sommeil bons, Métrorrhagies, perte depuis trois semaines.

Diagnostic : fibrome volumineux de la paroi antéro-latérale gauche et tumeur fibreuse du col faisant saillie marquée.

Séances intra-cervicales 25, 28 mai et 1er et 8 juin ; grande amélioration, pertes arrêtées depuis le 28 mai.

Séances, 8, 12, 22, 25 juin, état excellent ; 29 juin, 6, 16, 21 juillet, 7, 14, 21 août, règles normales, très peu de sang, diminution considérable ; 7, 10, 25 septembre, 2 octobre, état parfait, diminution remarquable. Total : 20 séances. A partir du 20 juin, les séances ont été faites alternativement dans la cavité du col et avec le tampon électrique.

N° VIII. — Mme de St., 45 ans. Consultation à mon cabinet le 17 août 1891. Début, 15 ans ; règles à peu près normales. Jamais de métrorrhagies. Douleurs de ventre depuis 4 ou 5 ans, accompagnées de lassitude, l'ayant obligée à renoncer à toute occupation et la mettant dans l'impossibilité de marcher. Pertes leucorrhéiques intermittentes. Envies incessantes d'uriner.

Diag. Tumeur extrêmement volumineuse remontant à deux travers de doigt au-dessus de l'ombilic.

Dès la cinquième séance, la miction est normale, les pertes arrêtées et l'influence du traitement sur la santé générale se faisait déjà sentir. Cette malade a pu voyager cet été, étant à peine incommodée par sa tumeur, qui avait remarquablement diminuée à la fin de juillet. Elle est parfaitement bien portante et cependant elle n'a fait que dix-sept séances d'électricité.

Nº IX. — Consultation du 12 avril 1890. — Mlle C., 21 ans, hymen intact, pesanteur abdomenale datant de 3 ans, s'aggravant à la plus petite fatigue.

Le symptôme le plus pénible est constitué par une douleur vive s'irradiant dans le membre droit, s'exagérant un peu par une pression exercée dans la fosse iliaque, ne présentant aucune exagération par la pression au point d'émergence du sciatique. Règles abondantes, pertes intermenstruelles jaunâtres peu abondantes.

Diagn. Fibrome de moyen volume de la paroi latérale droite.

Application exclusive du tampon électrique. Dès la fin du 3ᵉ septenaire, les *douleurs sciatiques* et l'écoulement leucorrhéique avaient complétement disparu.

Nº XII. — Consultation du 3 juin 1891. — Mme G., 38 ans. Laparotomie, il y a dix mois, par un chirurgien très habile. Au dire de la malade, le chirurgien aurait affirmé avoir enlevé l'ovaire gauche et n'avoir pu trouver l'ovaire droit.

L'état local et l'état général depuis l'opération se sont singulièrement aggravés. Actuellement les métrorrhagies et ménorrhagies sont plus abondantes que jamais. La marche et tout travail sont rendus impossibles par les douleurs lombaires et abdominales vives qui s'exaspèrent par la marche ou par un travail extrêmement modéré. Ventre très sensible à la palpation.

3 juin, tampon électrique, + 70 m.a., 5 minutes. — 50, 1 minute.

5 juin, marche un peu meilleure. Ventre moins sensible à la palpation + 95 à 100 m.a., 5 minutes. — 120 m.a., 2 minutes. — 80 — 70 m.a., 2 minutes.

Le 9, amélioration. Les règles ont été à peu près normales. La malade déclare qu'elle perdait plus de sang antérieurement en 2 heures qu'elle n'en perd maintenant en 3 jours. La marche est meilleure, les douleurs n'étant rien (suivant son expression) à côté des douleurs anciennes. + 100 m.a. + 90 m.a., 3 minutes — 80, 2 minutes, 2 renversements.

Le 20, le mieux s'accentue, la *malade travaille depuis deux jours, n'a plus aucune douleur.* Depuis cette époque jusqu'au 5 octobre, quatorze séances ; a eu ses règles normales, travaille et se considère comme guérie. Le traitement a été fait *exclusivement* avec le tampon électrique.

N° XIV. — Mme S. me fut confiée par un de nos premiers chirurgiens des hôpitaux de Paris qui la considérait comme inopérable. Je l'ai soignée une première fois au commencement du mois d'avril 1891, pour des tumeurs fibreuses, volumineuses, hémorrhagiques douloureuses, et qui formaient une masse énorme.

Les métrorrhagies duraient depuis 4 ans et demi à 5 ans sans discontinuer. L'appétit était maintenu, mais néanmoins l'anémie et l'affaiblissement avaient fini par triompher de la constitution robuste de la malade et l'avaient obligée à s'aliter. La respiration était devenue très difficile.

15 à 18 séances d'électricité (tampon électrique), continuées avec quelques applications intra-cervicales, eurent rapidement raison des pertes et déterminèrent une diminution notable du ventre. La malade, qui habite la province, put retourner chez elle vers les derniers jours du mois de mai, respirant bien, ne perdant plus du tout et dans un état de santé satisfaisant.

Elle devait revenir se soumettre de nouveau à quelques séances galvaniques au mois de septembre, terme que j'avais assigné comme devant amener très probablement le retour de quelques accidents, en raison de la gravité de l'affection et du développement rapide qu'avaient pris les tumeurs, dans les six ou huit derniers mois qui avaient précédé mon intervention.

La malade dépassa le terme fixé et vers le milieu de septembre, les tumeurs augmentèrent de nouveau de volume. Il se produisait une sorte de poussées congestives d'une telle violence que la circulation devint difficile. Les pertes ne se renouvelèrent pas, mais les symptômes de suffocation qui avaient disparu sous l'influence du premier traitement reparurent plus intenses que jamais.

Il se forma de l'ascite, l'œdème gagna les extrémités inférieures qui prirent un volume énorme; c'est en vain qu'on prescrivit les diurétiques et des excitants, l'état empira et lorsque je revis cette malade, à la maison de santé électrothérapique de Courbevoie, à la fin d'octobre, elle était dans un état absolument lamentable.

L'état me parut tellement grave, que le jour de l'arrivée j'appelai un de nos distingués confrères, le Dʳ Piogey, en consultation. Il conseilla d'insister sur la digitale, bien qu'elle eût été administrée en vain pendant une vingtaine de jours auparavant, et sur la caféine. Il manifesta, sans ambage, son scepticisme concernant la possibilité de réduire le volume de l'abdomen et ne me cacha point les craintes qu'il avait, craintes que je partageais moi-même, sur la gravité de la situation.

Le traitement électrique fut commencé dès le lendemain. Voici de quelle manière il a été dirigé.

Connaissant par expérience, et notamment par les résultats que j'ai obtenus dans le service de M. le Prof. Bouchard sur deux malades atteintes d'ascite, d'origine hépatique, les effets remarquables produits par la faradisation sur certains cas d'hydropisie de causes diverses, j'appliquai d'abord et exclusivement le mode faradique, sous forme de frictions faites sur toute la surface abdominale et sur les membres inférieurs, mais en pratiquant en même temps une sorte de massage en masse de l'abdomen, obtenu en provoquant des contractions progressivement énergiques des muscles des parois. Ces contractions devaient être provoquées en faisant contracter les muscles symétriquement et asymétriquement. En agissant, par exemple, sur le point moteur des Transverses et Obliques internes, de chaque côté, ou avec leur point moteur d'un côté et celui de l'Oblique externe du côté opposé, etc. C'est à cette dernière pratique qu'il faut attribuer, je crois, la plus grande part des résultats obtenus. Quoi qu'il en soit, la faradisation fut pratiquée dans ces conditions sur ma malade matin et soir, pendant huit jours au bout desquels une séance galvanique (tampon électrique) fut intercalée suivant la méthode ordinaire.

Dès le surlendemain de la première application faradique du ventre qui était tendu auparavant comme une peau de tambour, celui-ci était notablement assoupli et l'œdème en voie de régression. L'amélioration fit des progrès extrêmement rapides. Dès le septième jour la malade put se lever. Le ventre, le onzième jour, était tombé de 7 centimètres et au quatorzième jour on pouvait distinguer les contours des tumeurs par la paroi abdominale. L'état général suivait une marche parallèle. L'appétit devint rapidement excellent et l'aspect de la malade, son teint terreux, se modifia d'une façon qui frappa les personnes qui la voyaient à huit jours d'intervalle. C'était une véritable transformation. Elle put au bout de vingt jours descendre au jardin. L'amélioration s'accentue de jour en jour.

Jamais il ne m'avait été donné de constater un pareil degré de puissance de l'électricité et *je ne crois exagérer en rien en affirmant que cette malade était vouée à brève échéance à une mort certaine.* Toute tentative opératoire eût été sa mort immédiate.

Et maintenant, ajoute M. le Dr Danion, je le demande en toute sincérité, lorsque de pareils résultats (au milieu desquels les échecs ne sont qu'exceptionnels) peuvent être obtenus, *non seulement sans l'ombre d'un danger, si l'électricité est correctement maniée,* mais alors que tous les autres moyens médicaux, sans en excepter l'ergotine, l'hydrastis canadensis, les eaux salines, etc., etc..., se sont montrés impuissants ; alors qu'une opération chirurgicale, sans pouvoir, du reste, toujours affirmer la guérison radicale, produit de telles mutilations, et présente surtout de tels dangers, qu'il devient inhumain d'y recourir avant d'avoir épuisé toutes les autres armes thérapeutiques ; je le demande, n'a-t-on pas le droit d'être quelque peu enthousiaste de la méthode qui permet de les obtenir, d'en être quelque peu fier et, dédaignant les clameurs impuissantes de quelques envieux, de dire bien haut, que, grâce à elle, la thérapeutique utérine a réalisé un *immense progrès* ? (Léon Danion.)

CHIRURGIE

I.

OBSERVATIONS PERSONNELLES [1]

Tumeur amiéloplaxe de joue droite. (*Planche n° 1.*) — Mlle A. B., 17 ans, bien constituée, tempérament lymphatico-sanguin, bien portante jusqu'en 1878, à la suite d'ennuis, voit subitement sa joue droite grossir. Elle crut à une fluxion de dents. Mais, bien que peu douloureuse, la grosseur continua à augmenter. Quand je la vis en août 1883, la tumeur présentait la forme et la grosseur d'une bonne poire de William. Grosse extrémité occupant toute la région du maxillaire inférieur gauche, la pointe remontant jusque derrière l'oreille, soulevait le lobule et le projetait en avant. Pendant plusieurs semaines, j'essayai les courants continus et faradiques sans résultat.

Avant moi elle avait consulté un grand nombre de médecins de son pays et de Nantes. Nombreux essais empiriques et médicaux avaient été tentés, toujours sans résultats, et elle se voyait condamnée à une difformité aussi gênante que repoussante.

1. Ces huit cas ont été traités pendant que j'étais médecin à Longué (Maine-et-Loire).

Dans ces circonstances, elle se désolait.

A cette époque, j'étudiais la méthode du Dʳ Trippier, mon maître ; je pensai que je pourrais en retirer de bons résultats et vers la fin de 1883, je me décidai, sur les instances réitérées de la jeune fille, à tenter la méthode tubulaire.

15 janvier 1884, introduction de deux petits trocarts, l'un au 1/3 supérieur, l'autre au 1/3 inférieur de la tumeur, enfoncés profondément et perpendiculairement dans la tumeur. Courant de 15 m. a. pour commencer, portés successivement jusqu'à 22 m. a. Ils furent courageusement supportés, sans chloroforme : aucune plainte, aucun cri, sauf de temps en temps une grosse larme qui roulait sur la joue, tant est grande, dans les opérations les plus dures, la volonté d'une femme qui veut guérir !

Durée, 20 minutes.

Peau cautérisée, cicatrice dure à +, molle à —, d'environ 1 1/2 cent. de diamètre. Le courant enlevé, cessation de toute douleur.

Pansement : un petit morceau de diachylon.

Après 8 jours, l'escharre se détache ; sous la croûte un peu de pus blanc, crémeux, louable, il s'en écoule ainsi une ou deux gouttes matin et soir pendant 3 semaines. La tumeur diminue.

20 février 1885, la tumeur reste stationnaire, puis elle a tendance à augmenter. Nouvelles instances de la jeune personne, nouvelle cautérisation. Mêmes procédés, mêmes effets, mêmes précautions.

Le mal rétrograde jusqu'au mois d'août ; il a diminué des 3/4. Pas de douleurs en dehors de l'application des électrodes cautérisantes.

10 août 1885, nouvel état stationnaire, mais sans tendance à augmentation, jusqu'en février 1886. La jeune fille demande avec instance à être débarrassée de ce qui reste.

15 février 1886, nouvelle et dernière cautérisation tubulaire, mêmes *modi de faciendi* de ma part et d'*agendi* de la part de la tumeur.

1ᵉʳ septembre 1886, disparition de la tumeur, état normal

de la peau de la région, sauf les traces des piqûres grosses comme des têtes d'épingles.

Depuis lors, mon opérée, par reconnaissance, est restée à mon service. Il y a de cela bientôt six ans et la guérison se maintient. (Voir planche I).

N° II. — Kyste volumineux du cou. (*Planche n° 2.*) — M. A. K., 55 ans, s'était toujours bien porté; portefaix vigoureux : quand il y a 4 ans, il s'est aperçu que son cou grossissait en avant. D'abord un simple épaississement de la peau, plus tard une petite grosseur, comme une noisette, qui grandit vite, et atteignit des proportions considérables.

1er juillet 1878, grand diamètre perpendiculaire de la tumeur, 20 centimètres; diamètre transversal à la grosse extrémité, 18 centimètres. Il fallait soutenir la tumeur avec une grosse cravate doublée d'un carton.

Croyant avoir affaire à un goître, plusieurs médecins avaient reculé devant l'instrument tranchant. C'était un lipome.

Grandement incommodé, le malade veut absolument être débarrassé de sa tumeur.

10 juillet 1878, une aiguille négative est enfoncée dans la tumeur profondément, pôle indifférent dans la main. Courants fréquemment alternés 15 à 22 m. a., quelques éclairs assez vifs à cause de la proximité du cerveau et des pneumogastriques, 20 minutes de durée. Escharre à la peau de 3/4 centimètre de diamètre. Diachylon pour pansement.

20 juillet, chute de l'escharre. Très peu de pus. Tumeur indolente, mais gorgée et tendue.

5 août, tumeur molle, indolente, diminuée de volume, la peau se plisse.

25 septembre, deuxième application de l'électro-caustique, même méthode, mêmes phénomènes.

2 octobre, les choses se passent comme la première fois.

Du 10 juillet 1878 à fin janvier 1870, application d'électricité continue de trois en trois jours; pôle négatif actif; pôle positif perdu dans la main. Intensités de 8 à 15 m. a., diminution progressive et sensible de la tumeur.

20 février, le cou du malade est net comme le montre la figure 2.

N° III. — Tumeur pédiculée en forme de champignon. (*Planche* 3.) — C. L., journalier, portait souvent sur son épaule de lourds outils. Un jour il s'aperçut qu'il poussait une grosseur vers le milieu de la clavicule droite. Cette tumeur grandit et finit par former une sorte de champignon pédiculé.

Chapeau du champignon, 12 centimètres de tour.

Circonférence du pédicule, 6 centimètres.

Longueur du pédicule, 1 centimètre 1/2.

Tumeur indolore. J'embrassai le pédicule dans une anse de fil de platine, aussi près de son point d'émersion que possible. Je protégeai la peau avec une rondelle en diachylon et je fis arriver le fil de platine au rouge blanc, au moyen du courant électrique.

Je diminuai lentement l'anse de platine rougie au moyen d'un manche muni d'un mécanisme *ad hoc*. Le pédicule sectionné, pansement avec onguent de la mère ; au bout de 18 jours, cicatrisation complète. (Voir figure 3.)

N° IV. — Lipome considérable du flanc gauche. — Mme F., fermière, âgée de 51 ans, mère de 9 enfants ; en chargeant des gerbes de blé, reçut un violent coup de manche de fourche dans le flanc gauche. Douleurs violentes pendant 3 jours, puis tout s'apaise.

En 1876 elle voit survenir une grosseur non douloureuse, sans changement de coloration à la peau dans l'endroit où elle avait reçu le coup. En peu de temps apparut une grosseur qui grandit et prit la forme d'une gourde ; et le 5 février 1877, quand elle vint me trouver, cette grosseur avait les énormes dimensions suivantes : longueur 22 centimètres ; largeur à la grosse extrémité, 14 centimètres (*tumeur vasculaire*).

Elle était sessile. Par son volume et sa situation elle gênait beaucoup pour attacher les vêtements. La malade s'effrayait de ses progrès rapides depuis les derniers temps ; elle me demanda de l'en débarrasser.

Le 15 mars 1877, chloroforme ; 2 petits trocarts à hydrocèle fins (+ et —), sont enfoncés dans la tumeur ; l'un au 1/3 supérieur, l'autre au 1/3 inférieur, non pas perpendiculairement, mais parallèlement à l'axe de la tumeur, pointes se regardant.

Courant au début, 15 m. a., portés à 28 successivement, alternés ; durée de 35 minutes.

Escharres de 2 centimètres et demi environ de diamètre ; réveil facile, non douloureux ; rondelle de diachylon.

Pas de fièvre, dès le jour même elle s'occupe des besoins de la ferme comme si de rien n'était.

18 mars, escharres circonscrites par un cercle éliminatoire indolore, tumeur très gonflée, très tendue.

25 mars, chute des escharres. Hémorrhagie, un des trocarts avait rencontré une veine profonde. Perchlorure de fer et amadou. A peine un peu de pus crémeux. Tumeur moins tendue. L'hémorrhagie céda facilement au tampon d'amadou enduit de perchlorure de fer.

30 mars, tumeur flasque, peau ridée, état rétrograde.

A partir du 20 mars 1877 jusqu'au 15 mai 1878, galvanisation chaque 3 jours, 8 à 10 m. a.

3 juin 1878, tumeur effacée. La peau a repris ses dimensions et son aspect normaux.

La fermière n'a pas cessé de travailler un seul jour. (Voir fig. 4.)

Nº V. — **Kystes multiples du cuir chevelu.** — J. C., journalier, 50 ans, porte au milieu et autour du cuir chevelu 5 loupes considérables de la grosseur d'une noisette à celle d'un œuf de cane ; la plus grosse est située presque au milieu et au bord du front et l'empêche de mettre une coiffure.

Je plante une aiguille, négative, dans deux des tumeurs les plus éloignées, front et nuque, l'autre pôle étant perdu dans la main. Intensité, 3 à 6 m. a., durée 8 minutes ; quelques éclairs, mais pas de douleur. Mêmes soins et pansement que plus haut. 6 semaines après, toutes les loupes étaient disparues.

les autres loupes ayant été traitées de la même manière. (Voir fig. 5.)

N° VI. — Paralysie faciale à frigore, côté gauche. — Mme K..., d'Angers, 25 ans, bien portante et forte, très femme du monde, étant au bal et éprouvant le besoin de prendre l'air, va s'asseoir auprès d'une fenêtre entr'ouverte. Il était environ une heure du matin, brise fraîche.

L'air frais la réjouit d'abord, mais bientôt une douleur assez vive, du côté gauche de la face, la force à quitter le bal et à rentrer. Le lendemain à son réveil la bouche était très déviée à gauche. En se voyant dans sa glace elle jette un cri d'effroi; grande désolation.

Le jour même j'applique les courants continus, négatif sur la joue malade, pôle positif perdu dans la main. Intensité, 6 m. a., durée 5 minutes. Cessation de la douleur. La dame est d'une nature très impressionnable et nerveuse; crise de nerfs calmée par moyens ordinaires. On continue l'électricité galvanique pendant 10 jours consécutifs. Le 10° jour toute déviation est disparue, à la grande joie de Mme K... (Voir fig. 6.)

N° VII. — Tumeur fibreuse periutérine volumineuse et ascite considérable. — Mme C. B..., de V. (Maine-et-Loire), âgée de 37 ans, est affectée depuis 5 ans d'une tumeur abdominale qui prenait progressivement un volume de plus en plus considérable. Péritonite très grave il y a 18 mois ; consécutivement, inflammation phlegmoneuse de fosse iliaque gauche durant une année environ, formation d'un dépôt purulent lequel a été ouvert au-dessus du carré des lombes. Cette collection a donné pendant plusieurs jours issue à des matières stercorales.

Le col utérin, normal, grêle, central, quoique un peu dévié à droite. Excavation pelvienne complètement libre, menstruation régulière. Cependant les règles avaient disparu pendant quelques mois à la suite de la péritonite. Ascite considérable. Ponction de l'ascite, 15 litres. Elle ne s'est pas reproduite.

Tumeur de forme irrégulière, de consistance variable; en partie mollasse, en partie dure. Pas de bruits de souffle, tumeur très mobile, on peut la refouler à 8 ou 10 centimètres au-dessus du pubis sans que le col soit entraîné sensiblement et que la malade accuse une traction sur le canal génital. Par la palpation, on sentait une résistance dans la profondeur seulement du côté gauche, comme si la tumeur eût appartenu à l'ovaire gauche.

7 juillet 1880, chloroforme, trocart à hydrocèle fin enfoncé dans la tumeur vers le centre. Intensité 50 à 60 m. a., durée 35 minutes. Bon réveil. Pôle + perdu dans la main.

25 juillet, chute de l'escharre ; pus assez abondant, s'écoulant par le puits foré par le trocart, venant des parties profondes. Cet écoulement dura 5 semaines.

Le ventre diminuait de plus en plus.

25 octobre, deuxième cautérisation tubulaire : avec aiguille négative, même dispositif et mêmes précautions, durée 25 minutes ; intensité 50 m. a.

15 novembre, chute de l'escharre, encore un peu de pus de bonne nature.

Tous les trois jours, pendant le traitement, électricité continue sur l'abdomen ; séances de 5 à 10 minutes, intensité variable de 10 à 20 m. a.

Le ventre diminue, rien d'anormal, la malade se lève et marche un peu dans le jardin.

21 janvier, guérison ; ni le toucher abdominal, ni le vaginal ne trouvent plus rien. Utérus de volume presque normal, mais peu mobile, un peu incliné à gauche, col mou, mobile, normal, cul-de-sacs libre.

Depuis, santé parfaite : la malade est on ne peut plus contente, elle danse, saute, comme si elle n'avait jamais été incommodée (voir fig. 7).

N° VIII. — Déplacements considérables de la vessie et de l'utérus. — Pour cette observation je ne puis mieux faire que de renvoyer aux figures n° 8. La simple vue en dira plus que les longues explications que je pourrais donner (voir fig. 8).

A ces nombreux faits je pourrais en joindre bien d'autres, relevant de la chirurgie. Je me contente de les énoncer. J'en ai dit assez pour qu'on ouvre les yeux et pour qu'on se fasse une conviction.

En chirurgie, je pourrais raconter des guérisons de : Anévrismes, Nœvi, Épilations, Tumeurs-érectiles, Ganglions, Ranules ou Grenouillettes, Hémorrhoïdes, Tumeurs, Goîtres, Laringites pseudo-membraneuses, Prostate, OEil, Oreilles, Rétrécissements : de trompe d'Eustache, de l'œsophage, du Rectum, de l'Urethre (chez la femme et chez l'homme), athésie du vagin, ablations de tumeurs, amputations, etc., etc.

Inutile d'insister.

SOUVENIRS DE NÉRIS 1888.

Mlle A. B., envoyée à Néris pour les eaux, vint me trouver pour une toux *aboyante* aussi pénible pour elle que fatigante pour les autres.

Étant à garder ses bestiaux, elle fut jetée à terre, piétinée par un taureau et perdit connaissance ; relevée, elle fut prise d'une crise de nerfs suivie d'une toux presque continuelle, bruyante, quinteuse, due à un spasme du diaphragme; on aurait dit un gros chien qui *aboyait*. Quand je la vis, il y avait deux ans que ça durait. La pauvre fille se chagrinait et dépérissait. Grand nombre de médecins et d'empiriques étaient passés par là sans résultat.

Quand je la vis : quatre quintes environ par minute, le diaphragme était considérablement soulevé et secoué.

Pôle négatif au diaphragme, positif à la nuque ; ce dernier fixe, l'autre labile. Intensité commençante, 6 m. a., poussée jusqu'à 10 et 15 m. a. à la fin de la séance ; 5 à 10 minutes de durée. Peu, très peu d'éclairs.

30 séances en 30 jours. Retourne chez elle guérie.

N° X. — **Paralysie singulière.** — Un homme de 55 ans, meunier, avait eu un petit épanchement cérébral du cervelet ; il devint paraplégique, avec cela de particulier que, quand il voulait marcher, c'est en arrière que ses jambes se portaient. Pourtant, il se servait de béquilles pour se soutenir, n'ayant aucune force dans les jambes.

30 jours, 30 séances de faradisation lombo-spinale, avec courant continu faible, occipito-frontal ; à cette époque, 25 juillet 1888, il rentre chez lui marchant comme tout le monde, devant lui, à l'aide d'un bâton. Ces deux malades ont pris les bains de Néris, l'eau et l'électricité n'ont fait que s'entr'aider.

Je m'arrête pour ne pas fatiguer plus longtemps le lecteur bienveillant. Cependant, qu'on me permette de citer encore, comme conclusion, un fait qui m'est personnel.

RECONNAISSANCE A L'ÉLECTRICITÉ

Comme Énée je dois raconter mon histoire, *quorum pars magna fui*. Je regrette d'être forcé de parler de moi ; mais me taire serait de l'ingratitude envers l'électrothérapie.

En 1888, je faisais de l'électricité médicale à Néris ; le 18 août, je fus frappé d'hémiplégie droite, à la suite d'un violent chagrin.

Pendant 2 ans et demi, il m'a fallu un secrétaire pour écrire ma correspondance, un domestique pour m'habiller et me faire manger ; me servir de ma main gauche, en supplément, très inhabile, de ma droite.

Pendant 2 ans et demi, j'ai subi *le feu anglais*, par les révulsifs, *le feu réel* par les cautères actuels, *le feu intérieur* par les remèdes violents, Belladone, Arsenic, Strychnine... etc, sans résultats appréciables. Ce n'est que depuis que je me suis soumis à l'électrothérapie que j'ai recouvré l'usage de ma jambe, de mon bras et de ma main.

Comment, après cela, ne pas être un ardent adepte de l'électricité médicale et ne pas employer tous mes efforts pour faire partager à autrui les bienfaits que j'en ai reçus.

> Multa tulit, fecitque, Puer, sudavit et alsit.
>
> (Horace, *Art poétique*).

Mais aussi je me sers de mes membres !

Est-ce à dire que l'électrothérapie réussisse toujours, sans exceptions ? Non. Ce serait demander aux choses humaines plus qu'elles ne peuvent donner.

> Errare humanum est.

Ce qu'on peut affirmer, c'est qu'elle réussit très souvent, presque toujours. Mais point de roses sans épines.

Heureusement que ces dernières sont le petit nombre.

Je m'arrête : j'ai déjà dépassé les limites que je m'étais tracées ; les faits sont aujourd'hui si nombreux !

> Non ego, cuncta meis amplecti versibus opto.

N. B. — *Mon cabinet est pourvu d'un appareil pour inhalations d'oxygène-ozonisé, nouvelle médication, très puissante, des Laryngites, Pnemophymie, Tubercules, Asthme, Goutte, etc., etc.*

Chartres. — Imprimerie Durand, rue Fulbert.

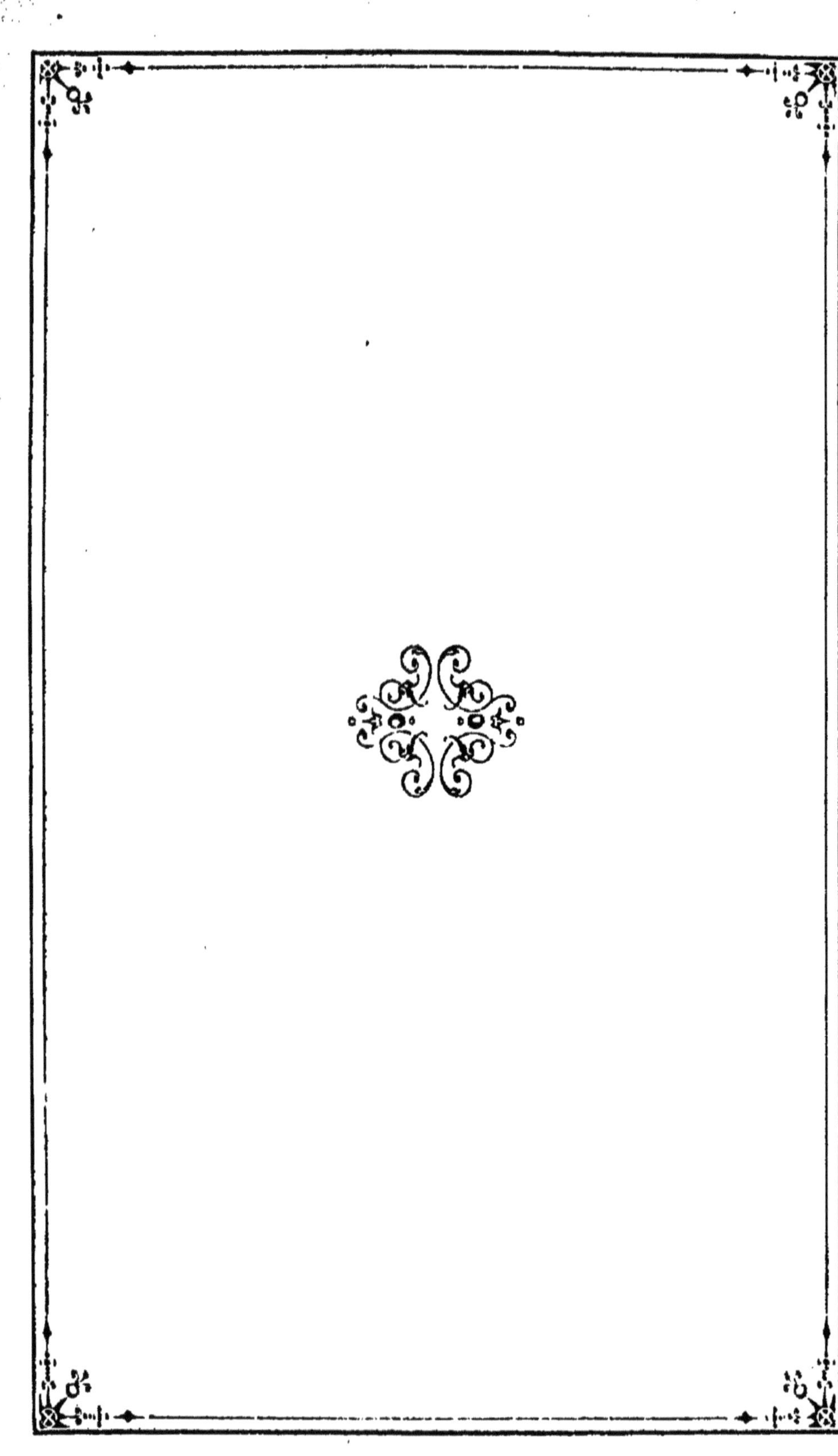